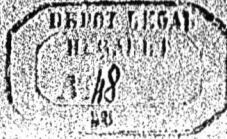

LA

BRONCHO-PNEUMONIE

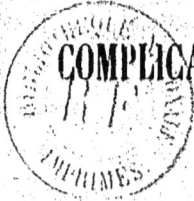

COMPLICATION DE LA COQUELUCHE

PAR

Henri ROQUEPLANE

DOCTEUR EN MÉDECINE

ANCIEN EXTERNE DES HOPITAUX DE MONTPELLIER

MONTPELLIER

IMPRIMERIE G. FIRMIN, MONTANE ET SICARDI

Rue Ferdinand-Fabre et Quai du Verdanson

—

1907

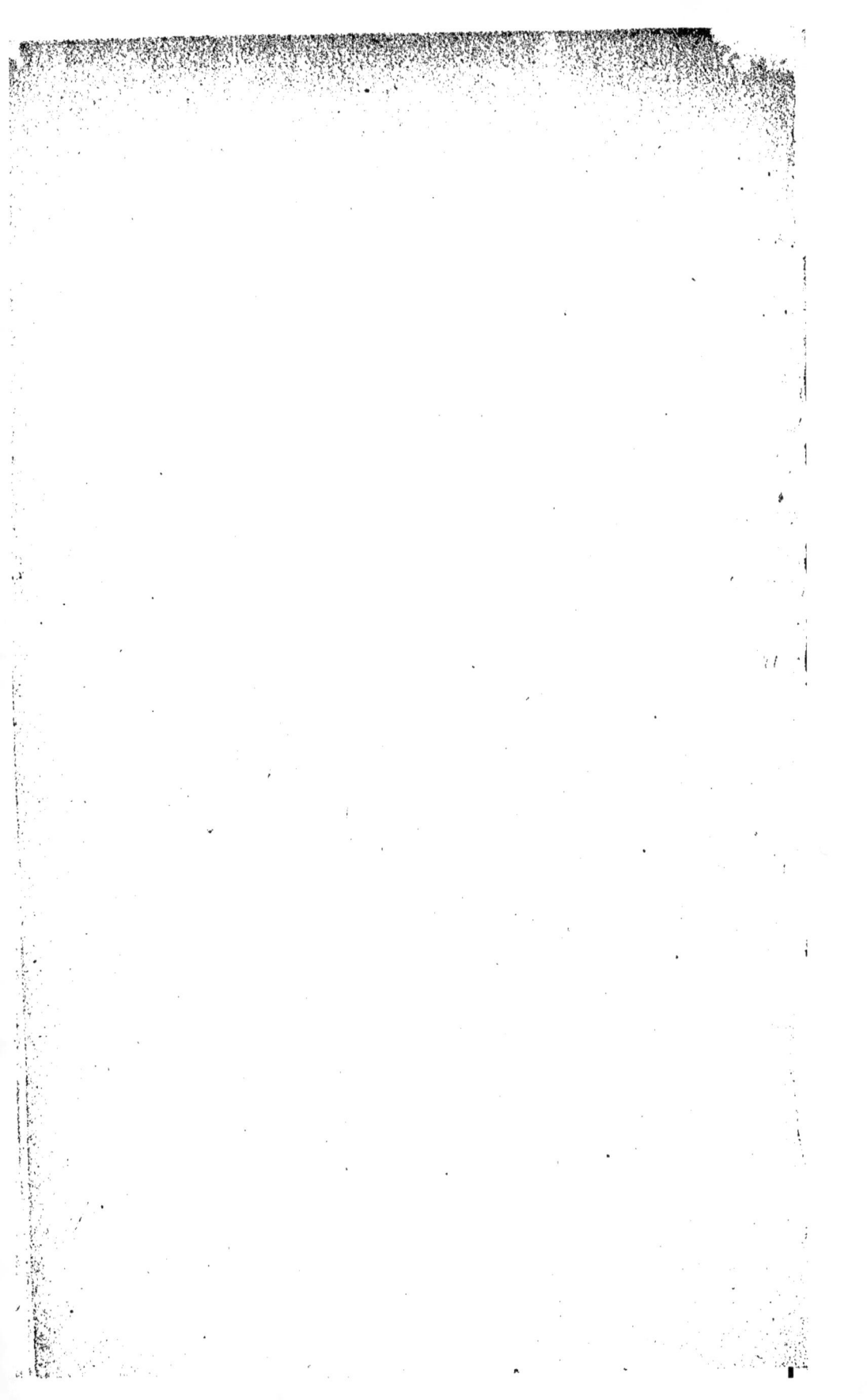

LA
BRONCHO-PNEUMONIE
COMPLICATION DE LA COQUELUCHE

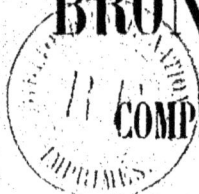

PAR

Henri ROQUEPLANE

DOCTEUR EN MÉDECINE

ANCIEN EXTERNE DES HOPITAUX DE MONTPELLIER

MONTPELLIER

IMPRIMERIE G. FIRMIN, MONTANE et SICARDI

Rue Ferdinand-Fabre et Quai du Verdanson

—

1907

A LA MÉMOIRE DE MON GRAND-PÈRE

LE DOCTEUR JEAN CATHALA

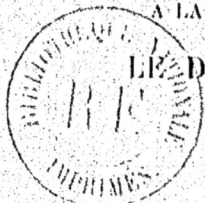

A MES PARENTS

A MES AMIS

H. ROQUEPLANE.

A MON PRÉSIDENT DE THÈSE

MONSIEUR LE PROFESSEUR L. BAUMEL

PROFESSEUR DE CLINIQUE DES MALADIES DES ENFANTS

MÉDECIN EN CHEF A L'HOPITAL SAINT-ÉLOI-SUBURBAIN

H. ROQUEPLANE

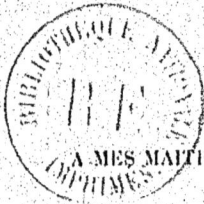

À MES MAÎTRES DES HOPITAUX DE MONTPELLIER

(INTERNAT)

1905   Monsieur le Professeur FORGUE

—   Monsieur le Professeur RAUZIER

1906   Monsieur le Professeur GRASSET

—   Monsieur le Professeur BAUMEL

H. ROQUEPLANE.

AVANT-PROPOS

En quittant cette Faculté de Montpellier où nous avons passé six années, probablement les meilleures de notre vie, nous ne pouvions nous empêcher d'adresser un merci aux Maîtres qui se sont intéressés à nous.

M. le professeur Baumel a bien voulu nous prodiguer ses conseils sages et éclairés dès le début de nos études. Plus tard, pendant notre externat, il nous a accueilli dans son service avec une bienveillance et un désir de nous instruire que nous n'oublierons jamais. A ce Maître qui nous a toujours traité en ami et qui nous fait aujourd'hui l'honneur de présider notre thèse va toute notre reconnaissance.

Que M. le professeur Grasset reçoive nos plus vifs remerciements, pour l'excellent accueil que nous avons reçu auprès de lui. Nous nous rappellerons toujours les délicates attentions qu'à maintes reprises il a eues pour nous.

Que M. le professeur Rauzier, qui a guidé nos premiers pas en clinique, soit persuadé que son enseignement et ses conseils nous serviront toujours. Nous nous souviendrons de l'extrême amabilité qu'il a toujours manifestée pour nous.

Pendant les six mois de notre externat chez M. le professeur Forgue, il nous a été permis de l'apprécier. Qu'il prenne la part qui lui revient de notre reconnaissance.

Nous remercions aussi M. le professeur agrégé Vedel, qui durant le cours de nos études a bien voulu s'intéresser à nous d'une façon toute spéciale.

Que Messieurs les professeurs agrégés Jeanbrau et Gaussel, que M. le docteur Riche, chef de clinique, qui ont aussi bien voulu contribuer à notre instruction médicale, soient assurés de notre plus vive gratitude.

Nous remercions aussi M. le docteur Bousquet, chef de clinique, pour deux intéressantes observations qu'il a bien voulu nous autoriser à publier.

Que tous ceux qui nous ont voulu quelque bien dans la vie, trouvent ici leur merci.

H. ROQUEPLANE.

LA
BRONCHO-PNEUMONIE

COMPLICATION DE LA COQUELUCHE

INTRODUCTION — HISTORIQUE

Parmi les maladies nombreuses qui guettent l'enfant au début de la vie, il en est une qui, par sa fréquence, par le nombre et la gravité de ses complications, est digne d'attirer et de retenir l'attention du médecin.

La coqueluche est, en effet, très fréquente, à cause d'une part, de son extrême contagiosité, et, d'autre part, de l'absence chez les enfants d'immunité naturelle envers cette affection. Aussi un seul enfant atteint peut-il facilement contaminer une école, un quartier, d'où la production de véritables épidémies. On a trop exagéré la bénignité de la coqueluche; s'il est vrai que lorsque son évolution est normale, régulière, le pronostic est généralement bon, il est vrai aussi que peu de maladies sont sujettes à d'aussi nombreuses complications. Et ces complications si nombreuses et si variées se montrent souvent dans le cours de la maladie primitive; les unes, peu graves, ne constituent qu'un accident local et passager; d'autres modifient profondément le cours de la coqueluche, troublant

son évolution et aggravant de beaucoup son pronostic.
Elles ont été divisées en :

1° *Complications mécaniques* parmi lesquelles l'ulcéra-
tion du frein de la langue, les vomissements alimentaires,
les prolapsus rectaux et utérins, les hernies et les diverses
hémorragies sont les plus importantes.

2° *Complications nerveuses* parmi lesquelles nous cite-
rons le spasme de la glotte et les convulsions.

3° *Complications infectieuses,* parmi lesquelles sont la
bronchite capillaire, la tuberculose et la broncho-pneu-
monei.

C'est cette dernière, la broncho-pneumonie compliquant la coqueluche, que trois ou quatre cas survenus
dans le service de notre maître, M. le professeur Baumel,
nous ont décidé à étudier comme sujet de thèse.

Certainement la question a été étudiée et reprise plusieurs fois et, si tout n'est pas dit, il ne s'en faut pas de
beaucoup ; cependant il nous a semblé qu'une étude
générale et pratique, négligeant les discussions théori-
ques, faisant ressortir et indiquant, en particulier pour
le traitement, quelques points spéciaux, pourrait être
intéressante.

Dans un premier chapitre « Etiologie et Pathogénie »,
nous étudierons les causes de la broncho-pneumonie
compliquant la coqueluche, déterminantes et prédisposantes. Et aussi le mécanisme de cette infection.

Dans un second chapitre « Anatomie pathologique »,
nous résumerons les principales notions acquises sur ce
sujet ; dans un troisième « Diagnostic et Pronostic »,
nous apprendrons à reconnaître la complication aux
diverses périodes de la maladie primitive et aussi à la
distinguer des autres affections pouvant la simuler, et nous
verrons aussi dans quelle mesure la présence de la

broncho-pneumonie aggrave le pronostic de la coqueluche.

Enfin, un dernier chapitre « Traitement », divisé en deux, traitement prophylactique et curatif, attirera spécialement notre attention. Nous indiquerons là les principes d'hygiène de la coqueluche qui permettront le plus souvent d'éviter la complication, et enfin nous passerons en revue les divers traitements employés, et ici nous indiquerons un traitement appliqué récemment par M. le professeur Baumel ainsi que les résultats obtenus par son application.

Cependant, avant d'entreprendre cette étude et sans avoir la prétention de faire un historique complet impossible pour un sujet dont tant d'auteurs se sont successivement occupés, on nous permettra de citer quelques noms, les principaux seulement :

Willis (1862) se serait le premier occupé de la coqueluche qu'il aurait appelée *tussis puerorum convulsiva suffocativa*. Il faut arriver à Lendo, qui observa que l'épidémie de coqueluche de Gênes en 1806 se compliquait de pneumonie et de rougeole. En 1823, Léger étudia la broncho-pneumonie chez l'enfant. Citons les travaux de Lanoix, Bergeron, Brunet, Delaberge, Rufit. Mais la broncho-pneumonie ne fut nettement caractérisée que par Laënnec. Les recherches de Rillet et Barthez la distinguèrent nettement de la pneumonie lobaire. Cette opinion a été définitivement établie et défendue par Barrier, Trousseau, Roger d'Espine, Picot, etc. Enfin de nombreuses thèses ont été faites récemment sur ce même sujet, parmi lesquelles nous pouvons citer celle du D' Ilia Zenoff, soutenue à Montpellier en 1903, et intitulée « Les complications de la coqueluche et en particulier de la broncho-pneumonie et de la tuberculose ».

CHAPITRE PREMIER

ETIOLOGIE ET PATHOGÉNIE

Dans le cours de l'évolution de la coqueluche, quelles sont les causes qui mettent le malade sous le coup de la terrible complication que nous étudions ? Par quel mécanisme cette complication se produit-elle ? Voici les questions que nous essayons de résoudre dans ce premier chapitre.

Parmi les causes de la broncho-pneumonie compliquant la coqueluche, les unes prédisposantes, préparent le sujet, accumulent les conditions favorables à l'éclosion de la maladie, les autres au contraire provoquent directement, déterminent l'apparition de cette même maladie.

I. CAUSES PRÉDISPOSANTES. — Ces causes, qui mettent le sujet en de telles dispositions qu'il est apte à contracter la maladie, à faire la complication, se groupent sous trois chefs principaux, dépendent à la fois *du malade, du milieu, de la maladie.*

A) *Causes dépendant du malade.* — Et tout d'abord *l'âge* des malades a une certaine influence qu'on ne saurait nier ; si, comme on le sait, la coqueluche n'atteint guère les enfants avant six mois, est surtout fréquente de deux à sept ans, devient plus rare ensuite pour devenir exceptionnelle chez l'adulte, la broncho-pneumonie survient au cours de la coqueluche d'autant plus souvent que les enfants sont plus jeunes: elle est très fréquente jusqu'à deux ans, assez fréquente de trois à cinq ans, pour se montrer rarement au-dessus de cet âge. Des quatre malades que nous avons observés, le plus âgé n'avait pas trois ans.

L'influence du *sexe* est absolument nulle ; dans les cas par nous observés, les sexes étaient indifféremment partagés.

Les enfants atteints de faiblesse congénitale, les prématurés payeront un lourd tribut à la complication ; de même ceux qui seront mis en état de moindre résistance par une maladie débilitante antérieure, le rachitisme par exemple, la gastro-entérite, une maladie infectieuse. Ainsi dans une des plus intéressantes de nos observations, il s'agit d'une fillette de deux ans qui, quatre mois avant l'éclosion de la coqueluche ayant amené la broncho-pneumonie, avait eu la rougeole.

B) *Causes tenant au milieu.* — L'influence du *froid* est indéniable. C'est surtout dans les climats rigoureux, que cette affection s'observe à l'époque la plus froide de l'année ; signalons aussi l'influence des changements de saison, des variations brusques de température : pendant la journée l'enfant a chaud, sue même, tandis que le soir une température plus fraîche, froide même, impressionne défavorablement son organisme. Et ici, signalons la tendance fâcheuse qu'ont les parents, qui considèrent la coqueluche comme très bénigne, à permettre à leurs enfants de sortir par tous les temps, et à croire qu'ils se guérissent mieux dehors. M. le professeur Baumel aime à rappeler à ses élèves l'histoire de cet enfant que les parents faisaient, sur l'ordre du médecin, promener des journées entières en voiture découverte, alors que la neige couvrait les rues. Le résultat ne se fit pas attendre, une broncho-pneumonie mortelle se greffa sur la coqueluche bénigne. De même, la mauvaise application aux coquelucheux du précepte thérapeutique qui consiste en un changement d'air. Comme le dit encore M. le professeur Baumel, dans son « Traité des maladies des enfants »; cette pratique est excellente, mais à deux conditions : 1° que la coqueluche soit à son déclin, 2° que le pays dans lequel l'enfant est transporté ait un climat plus tempéré et plus doux que celui qu'il vient de quitter. On comprend aisément qu'une coqueluche en période d'état s'aggrave par des imprudences que l'on fait forcément dans tout voyage, si court soit il ; il n'est pas besoin non plus de grandes explications pour montrer qu'un climat plus rigoureux expose l'enfant à la broncho-pneumonie. Dans tous ces faits précités, c'est le froid uniquement qui agit, mettant l'enfant en état de moindre résistance et prédisposant ainsi à l'infection.

Une autre cause prédisposante tout aussi importante réside dans le plus ou moins grand nombre de malades traités ensemble ou très près les uns des autres. Ainsi, si dans la clientèle privée la coqueluche se complique assez rarement de broncho-pneumonie, il n'en est pas toujours ainsi dans les quartiers populaires, dans les faubourgs, dans les logements ouvriers toujours si insalubres, où des multitudes d'enfants vivent en une promiscuité à peu près complète ; mais cependant malgré la densité grande de malades, rapprochés le plus possible les uns des autres, malgré le manque presque absolu des conditions hygiéni-

ques requises, on observe moins de coqueluches compli-
quées de broncho-pneumonie en ville qu'à l'hôpital. Là
au contraire cette complication décime les coquelucheux,
comme elle décime les morbilleux. Roger, sur 131 cas
observés en 8 ans à l'Hôpital des Enfants malades, a
constaté 68 cas de broncho-pneumonie, dont 51 furent
mortels. Pourquoi cette différence ? Dans la plupart des
hôpitaux les coquelucheux sont isolés ; dans tous, des
soins éclairés et de tous les instants leur sont donnés,
tandis qu'en ville, dans certains taudis pauvres, ils man-
quent souvent du nécessaire. C'est que si la coqueluche
est contagieuse, la broncho-pneumonie l'est aussi. Et l'on
comprend aisément que si un cas de broncho-pneumonie
se produit dans une salle de coquelucheux, pour si vite
que l'isolement soit fait, pour si complètes que soient les
mesures de désinfection, cette complication aura toute
chance d'atteindre un de ces autres enfants, mis en état
de moindre résistance, prédisposés par leur maladie
primitive.

C) *Causes tenant à la maladie.* — Nous aurons à exa-
miner ici, d'abord dans quelles variétés de coqueluche,
ensuite à quel moment de l'évolution de cette affection
la broncho-pneumonie se produit habituellement.

Cette complication s'observe surtout dans les coqu-
luches graves, dans lesquelles les quintes sont fortes et
nombreuses. En effet, pendant la quinte, surtout dans la
quinte de grande intensité, le poumon est congestionné
au maximum et cette congestion peut altérer à la longue
le parenchyme pulmonaire. « Quand on voit, dit Roger,
se répéter 20, 30 ou 50 fois dans les 24 heures la fluxion
bronchique et pulmonaire qui accompagne chaque quinte,
on comprend que les tissus incessamment gorgés de sang

finissent par être le siège d'altérations plus profondes. »

La broncho-pneumonie a aussi tendance à se déclarer plutôt dans les coqueluches fébriles que dans celles qui restent apyrétiques, car la fièvre aussi favorise la fluxion bronchique et pulmonaire. Enfin signalons encore la fréquence de cette complication chez les enfants qu'une affection chronique, la débilité congénitale, obligent à garder le lit; le décubitus dorsal amène l'hypostase, condition éminemment favorable. De même, la broncho-pneumonie est la règle lorsque chez un même sujet évoluent en même temps coqueluche et rougeole, quelle que soit la maladie qui ait apparu la première.

Au cours de l'évolution de la coqueluche, c'est ordinairement à la période d'état que la broncho-pneumonie s'établit, à la période où les quintes sont les plus fréquentes et les plus intenses. Eclate-t-elle dès la première période, ce qu'on n'observe guère que chez les nouveau-nés, elle retarde l'apparition des quintes et rend parfois le diagnostic complet impossible si l'on n'a pas eu la notion d'une contagion coquelucheuse antérieure. En somme, la broncho-pneumonie apparaît en règle générale la deuxième ou la troisième semaine au plus tard.

II. CAUSES DÉTERMINANTES. — L'infection est la cause déterminante de la broncho-pneumonie compliquant la coqueluche, comme elle est la cause de toutes les broncho-pneumonies. Mais ici une distinction capitale est à faire : la broncho-pneumonie est, suivant les idées actuellement régnantes, une maladie toujours secondaire, succédant à la rougeole, à la grippe, à la diphtérie, à la bronchite, au banal coryza. Dans certains cas, le microbe causant la maladie primitive vient aussi produire la maladie secon-

daire, la complication ; on a alors affaire à une broncho-
pneumonie spécifique, c'est-à-dire due à un microbe spé-
cial, telles les broncho-pneumonies compliquant la tuberculose, la diphtérie.

Dans d'autres cas, c'est un pyogène banal streptocoque, staphylocoque : ainsi les broncho-pneumonies succédant aux inflammations du naso-pharynx et de l'arbre
trachéo-bronchique.

La broncho-pneumonie compliquant la coqueluche
sera-t-elle spécifique ou non spécifique ? La question se
complique ici, car on ne connaît pas exactement le microbe
pathogène de la coqueluche. Les recherches de Let-
zerich, Tschamer restèrent sur ce point sans résultat
définitif. Afanassief (Saint-Pétersbourg, 1887) a trouvé,
cultivé et inoculé un bacille court, fin, mobile, qu'il donne
comme pathogène et spécifique de la coqueluche ; ce
bacille, suivant un de ses élèves, Semtschenko, existerait
dans les crachats dès le quatrième jour et disparaîtrait
avec les quintes. Ritter (Berlin, 1892) a décrit un diplo-
coque contesté par Neuman, 1893. Ce fut ensuite une
amibe ciliée que Korlow présenta ; enfin le docteur
A. Cavasse (thèse de Paris, 1899) a trouvé un cocobacille
auréolé, mobile de 1 à 2 μ, devenant franchement bacillaire
dans les cultures âgées, ne prenant pas le gram, pathogène pour le cobaye et le lapin. On voit que la plus grande
incertitude règne pour le bacille de la coqueluche ; dans
ces conditions on ne peut être qu'incomplètement fixé
quand il s'agit de déterminer le microbe causant la broncho-pneumonie suite de la coqueluche.

Afanassief a retrouvé dans les foyers de broncho-
pneumonie le bacille qu'il a décrit pour la coqueluche ;
de plus, en injectant ce même bacille dans la trachée de
jeunes chiens, il aurait provoqué, en même temps que

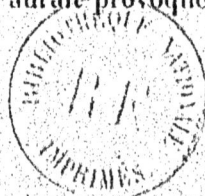

2

des accès de toux coqueluchoïde, de la broncho-pneumonie.

Cependant il semble aujourd'hui peu probable que
dans beaucoup de cas la broncho-pneumonie est le résultat d'une infection secondaire surajoutée, la coqueluche
préparant le terrain. Ce serait donc le streptocoque, le
staphylocoque (Haushalter) qui seraient responsables
de cette infection. Le docteur Bellile, dans sa thèse très
intéressante et très documentée, soutenue à Bordeaux en
1899, a noté dans deux observations personnelles de
broncho-pneumonie suite de coqueluche, une première
fois le streptocoque, une seconde fois un bacille ressem-
blant à celui qui fut décrit par Afanasieff. Nous-même
avons trouvé dans les crachats d'un de nos malades du
vulgaire streptocoque. En somme la question n'est pas
du tout résolue.

III. PATHOGÉNIE. — Par quel mécanisme, comment un
bacille se trouvant localisé dans le rhino-pharynx, ou
ayant envahi l'organisme, peut se localiser sur le poumon ? Et tout d'abord, la broncho-pneumonie peut être
soit une auto soit une hétéro infection : c'est une *auto-
infection* dans la plupart des cas évoluant spontanément
et aussi dans les broncho-pneumonies non spécifiques
dans lesquelles un bacille pyogène normal, hôte habituel
de nos muqueuses, voit sa virulence augmentée et produit l'affection qui nous occupe. C'est une *hétéro-infec-
tion*, toutes les fois que la contagion immédiate ou médiate
existe, par exemple dans les épidémies qui éclatent dans
les hôpitaux, dans les salles de coquelucheux.

Ceci établi, envisageons d'une part, quelles sont en
face des nombreuses chances de contagion les défenses

de l'organisme et, ensuite, comment la coqueluche vient-elle dans certains cas les contrarier et prédisposer à la broncho-pneumonie.

Ces moyens de défense de l'organisme sont d'*ordre mécanique* ; ce sont les ramifications des bronches, l'étroitesse de leur calibre, la lubréfaction de leurs parois, l'action expulsive des cils vibratiles, d'*ordre chimique* ; la réaction acide du mucus d'*ordre biologique* ; l'action bactéricide de ce même mucus, le rôle phagocytaire des cellules de l'endothélium.

Pour battre en brèche ces défenses accumulées, la coqueluche vient d'une part affaiblir l'état général, d'autre part, par la congestion quasi permanente du poumon, fait subir une dégénérescence aux éléments cellulaires. De tout cela résultent des troubles vasculaires neuro-paralytiques amenant des perturbations profondes de la leucocytose et de la diapédèse, des modifications qualitatives et quantitatives des sécrétions et enfin une diminution de la résistance des épithéliums. C'est ainsi que les microbes pénétrant à l'intérieur des bronches, grâce à la profonde inspiration qui constitue la reprise, envahiront l'alvéole et y pulluleront, y produisant les lésions que nous allons maintenant étudier.

CHAPITRE II

ANATOMIE PATHOLOGIQUE

Les lésions que l'autopsie d'un enfant atteint de broncho-pneumonie nous montre sont diverses et multiples; nous allons les étudier d'abord et surtout au point de vue macroscopique, nous résumerons ensuite en quelques lignes ce que le microscope nous révèle. Empressons-nous de dire que la coqueluche, en produisant la broncho-pneumonie, ne lui donne pas au point de vue anatomo-pathologique un cachet particulier la différenciant des broncho-pneumonies causées par toute autre affection; il est à noter cependant que les récentes recherches de Kromayer ont montré l'intensité des lésions des bronches sus-lobulaires et intra-lobulaires; nous en tiendrons compte dans notre description.

A) *Etude macroscopique.* — A l'ouverture du thorax, on constate que les poumons ne s'affaissent pas, ils paraissent même distendus et présentent d'ailleurs une grande différence d'aspect suivant les points considérés. Tandis qu'en effet, en arrière, sur les bords postérieurs et aux bases, le tissu est rouge, congestionné par suite de l'hypostase, en avant au contraire et en haut il est distendu, anémié, mou, élastique : ce sont des zones *d'emphy-sème* très fréquentes et très étendues, dans la variété de broncho-pneumonie qui nous occupe. C'est un véritable emphysème mécanique résultant de la distension excessive des vésicules pulmonaires sous la pression énorme que l'air subit du fait de l'expiration forcée accompagnant la quinte, et des efforts effectués à ce moment.

Çà et là, distribuées avec la plus grande irrégularité, de petites zones déprimées de couleur violacée, au niveau desquelles le tissu est compact et ne crépite pas, ce sont des zones *d'atélectasie*, de *collapsus pulmonaire*, appelées encore par Legendre et Bailly état fœtal pulmonaire, à cause de sa ressemblance avec le tissu pulmonaire du fœtus qui n'a pas encore respiré. En effet au niveau de ces zones le poumon est revenu sur lui-même, vide d'air, il va au fond de l'eau mais on pourrait facilement y insuffler de l'air ; les vaisseaux y sont dilatés et les alvéoles affaissées contiennent des globules et quelques cellules, sans que cependant il y ait d'exsudat inflammatoire. Gairdner pense que l'atélectasie est due à la présence d'un bouchon muqueux dans les bronches, il formerait soupape et permettrait la sortie de l'air grâce aux efforts de toux et s'opposerait à son entrée sous la seule force de l'inspiration. Virchow, plus rationnel, pense lui aussi au bouchon muqueux mais constituant un obstacle permanent et empêchant la rentrée de l'air aussi bien que sa sortie ; l'air, emprisonné dans les alvéoles et ne se renouvelant plus, finirait par se résorber. Roger, Damaschino, Cadet de Gassicourt font jouer aussi un rôle à la congestion, le sang emplissant les vaisseaux en chassant l'air, ou remplaçant l'air résorbé.

Mais l'*emphysème* et l'*atélectasie* ne sont que des lésions secondaires d'ordre mécanique ; à côté d'elles on trouve les véritables lésions inflammatoires de la broncho-pneumonie. A la surface des poumons on voit des îlots rouges ou grisâtres, de volume allant de celui d'un pois à celui d'une noix; ils sont séparés le plus souvent les uns des autres par du tissu qui, sans être aussi dense que ces îlots eux-mêmes, est cependant plus congestionné que le parenchyme pulmonaire normal. Nous sommes en présence de lobules hépatisés, de la pneumonie lobulaire, et les zones qui les séparent sont les zones de splénisation, lésions que le microscope nous apprendra à connaître. Ces nodules sont quelquefois confluents au point de simuler la pneumonie, c'est la broncho-pneumonie pseudo-lobaire; généralement ils sont séparés les uns des autres, plus ou moins nombreux, plus ou moins avancés dans le degré d'inflammation; tandis que les uns sont rouges vifs, les autres sont déjà grisâtres.

Sur la surface de section de ce poumon, en même temps que l'on voit les nodules hépatisés s'ouvrir jusqu'à une certaine profondeur et les lésions de splénisation rester relativement superficielles, on peut se rendre compte aussi des altérations des bronches. Elles sont remplies de mucosités purulentes, souvent de pus presque pur; leur muqueuse est rouge, congestionnée; enfin il existe une dilatation notable de leur calibre. Les lésions du poumon sont habituellement bi-latérales, cependant elles peuvent être plus marquées sur un poumon que sur l'autre.

Les lésions pulmonaires ne sont pas les seules observées; pleurésie sèche avec fausses membranes plus ou moins épaisses, ou encore un épanchement purulent existent parfois. Le cœur est flasque, pâle, dilaté, avec insuffisance fonctionnelle de la tricuspide; foie et rate sont augmentés de volume et gorgés de sang. On observe parfois les lésions du foie muscade.

B) *Etude microscopique.* — Nous serons ici très bref, résumant les notions qu'il est indispensable de connaître. Suivant les recherches de Kromayer, les lésions seraient surtout marquées au niveau des bronches sus-lobulaires et intra-lobulaires ; on observe là une desquamation de l'épithélium et une riche infiltration embryonnaire péribronchique qui expliquent la production facile de la dilatation qu'on remarque à ce niveau.

La *splénisation* appelée ainsi à cause de sa ressemblance grossière avec le tissu de la rate, résulte de lésions plus congestives qu'inflammatoires : c'est une pneumonie épithéliale. Le poumon est à ce niveau rouge, œdématié, dense, résistant, on trouve du muco-pus dans les cavités bronchiques, il y a congestion inverse, les cellules épithéliales se gonflent et finissent par se desquamer.

Quant à la *pneumonie lobulaire*, à l'hépatisation, nommée ainsi à cause de sa ressemblance avec le tissu du foie, elle se compose des lésions inflammatoires évoluant comme il suit. Avant tout sont les lésions de bronchite que nous avons notées amenant la dilatation des bronches les plus fines ; dans certains cas la lésion en reste à ce stade de bronchite capillaire, mais le plus souvent elle s'étend aux différentes alvéoles qui se trouvent autour de la bronche intra-lobulaire pour former ce que Charcot a nommé le *nodule péribronchique*. C'est alors que ce lobule isolé ou que l'inflammation a uni aux quelques lobules voisins, fait sa pneumonie avec les périodes connues, engouement, hépatisation rouge, puis soit hépatisation grise, soit résolution complète, soit passage à la chronicité. Çà et là un obule ou un groupe de lobules évoluent pour leur propre

compte, et l'évolution n'est pas au même point pour cha-
cun d'eux. Tandis qu'en effet sur une coupe les uns sont
au stade d'engouement, d'autres ont déjà passé à la suppu-
ration ; ce sont les alvéoles ou les bronches remplies de
pus qui font à la coupe les fameux *grains jaunes* sur lesquels on a tant discuté.

Lorsque la broncho-pneumonie passe à *l'état chronique* les lésions sont différentes. Legendre et Bailly ont
décrit sous le nom de carnisation un état particulier du
poumon où le tissu est dur, lisse, rosé avec des travées
fibreuses blanches de sclérose. On observe donc de la
pneumonie interstitielle avec dilatation des bronches,
accompagnée de sclérose plus ou moins étendue.

En somme, ce qui domine dans l'anatomie pathologique de la broncho-pneumonie est la diversité, la multi-
plicité et l'indépendance des lésions, l'évolution de ces
lésions en poussées successives. De tous ces caractères
spéciaux nous allons trouver le reflet, dans l'étude des
symptômes.

CHAPITRE III

SYMPTOMATOLOGIE

Ce qui domine la symptomatologie de la broncho-pneumonie en général, est l'extrème irrégularité dans son évolution, les changements subits et imprévus survenant dans le tableau clinique de cette affection, le tout d'ailleurs en rapport avec l'extrème variété des lésions que nous avons étudiées. Et plus encore, car à côté des lésions persistantes que l'autopsie permet de déceler, et qui sont fixes, il est des lésions dynamiques, congestions, fluxions fugaces, donnant des signes éphémères qu'on ne retrouve plus le lendemain du jour où on les a observées.

La broncho-pneumonie suite de coqueluche ne dément pas ce caractère d'irrégularité et est aussi une maladie à poussées subites, à allures serpigineuses. Nous allons étudier successivement le mode de début de cette affection, puis les signes physiques, fonctionnels et généraux ; enfin, dans un dernier paragraphe « Évolution », nous en décrirons la marche, la durée et la terminaison.

A) *Début.* — Le mode de début de la broncho-pneumonie, au cours de la coqueluche, est essentiellement variable. Quelquefois c'est au début même, alors que les quintes n'ont pas apparu, et cela chez les nourrissons très jeunes ; le diagnostic est alors particulièrement délicat, car les quintes sont retardées et modifiées. D'autres fois c'est au déclin de la coqueluche que la complication apparaît. Alors la température monte, le pouls s'accélère, l'état général devient rapidement mauvais. Mais le plus souvent c'est en pleine période d'état que la broncho-pneumonie se montre ; alors on observe un des trois modes de début suivants :

Tantôt et le moins souvent d'ailleurs, on a le début *rapide*, *brusque*, presque foudroyant ; la fièvre atteint 40 degrés et plus ; le pouls s'élève à 150, 180 et plus ; parfois la respiration a 70-80 par minute, il y a de l'agitation, du délire, même des convulsions.

Tantôt, au contraire, le début est tellement insidieux que la broncho-pneumonie n'est pas soupçonnée des personnes de l'entourage ; elle n'apparaîtra qu'au médecin qui, prenant régulièrement la température du malade, verra une ascension brusque vers 39 degrés et une ascension du pouls concomitante. Les signes physiques que l'auscultation fait connaître trancheront la difficulté, mais il faut savoir que parfois ils peuvent manquer. Enfin, parfois aussi, la broncho-pneumonie se montre seulement par la modification apportée aux quintes, qui deviennent plus rares, moins intenses, perdent en partie leur caractère convulsif, peuvent même disparaître complètement, vérifiant le vieil adage hippocratique : « spasmos febris accedens solvit ».

Peu à peu les divers signes de broncho-pneumonie s'établissent de façon à présenter le tableau clinique complet que nous décrivons.

On comprend qu'entre ces deux modes de débuts si différents que nous venons de décrire, tous les intermédiaires peuvent trouver place. Alors, et c'est le plus sou-

vent, on observe une ascension de température, de la
dyspnée, 40, 50, 60 respirations par minute ; les ailes du
nez battent, le pouls est à 120, la toux s'exagère, les
quintes sont modifiées et les signes stéthoscopiques
peuvent être constatés.

B) *Signes fonctionnels.* — Les troubles fonctionnels
sont la dyspnée, la toux, l'expectoration.

La dyspnée est très intense et augmente progressive-
ment. Il y a de 30 à 50 respirations à la minute ; l'enfant
a le corps penché en avant, les épaules se soulèvent à
chaque respiration, il y a du tirage sus et sous-sternal.
L'enfant met en œuvre toutes ses forces respiratoires, la
face est livide, cyanosée, les yeux sont effarés et hagards,
les ailes du nez battent fortement.

Le mécanisme de cette dyspnée se comprend aisément :
congestion, splénisation, hépatisation entraînant la sup-
pression au point de vue fonctionnel d'une partie du poumon ; l'hématose se faisant mal, le sang se charge d'acide
carbonique, d'où excitation du centre d'innervation des
mouvements respiratoires localisé aux environs du bec
du calamus.

La toux est courte, pénible, douloureuse, sèche ou
humide ; quelquefois elle se répète en quintes rappelant
absolument celles de la coqueluche, dans d'autres cas
c'est une quinte fruste, incomplète, dans laquelle la
reprise manque ; dans d'autres cas enfin, elle n'affecte
aucun caractère de la quinte primitive.

L'expectoration, nulle chez les enfants en bas âge,
existe plus tard abondante ; les crachats, blancs et épais
au début, deviennent jaunâtres et verdâtres et enfin franchement purulents. Des vomissements peuvent survenir
au début de la broncho-pneumonie; souvent on voit appa-

raître en même temps une diarrhée qui l'accompagne
pendant un temps plus ou moins long.

C) *Signes physiques.* — Les signes physiques ont cette
double caractéristique qu'ils sont hors de proportion avec
la dyspnée, et d'autre part, qu'ils sont mobiles, fugaces
et disséminés.

L'inspection nous montre le battement des ailes du
nez, la grande mobilité des espaces intercostaux et une
excessive rapidité des mouvements de la cage thoracique.
De plus, on remarque du tirage sus et sous sternal, la
bouffissure de la face, la pâleur ou la coloration des
téguments.

La palpation ne donne pas beaucoup de résultats chez
l'enfant à cause de l'impossibilité de le faire compter, et
même si l'on a affaire à un enfant assez grand pour pouvoir compter, la voix est chez lui trop aiguë pour que l'on
puisse avoir un résultat significatif.

La percussion, qu'on doit pratiquer avec une extrême
douceur, donne des résultats variables. Dans la forme
disséminée on trouve de la sonorité exagérée en avant à
cause de la respiration supplémentaire; elle est normale
en arrière et en haut ; au contraire, il existe en d'autres
points une légère submatité, ce qui indique un foyer notable de congestion, d'hépatisation ou de splénisation ;
ces signes ne sont pas stables du jour au lendemain, en
quelques heures même ils disparaissent pour reparaître
plus loin. Dans certains cas même la percussion ne donne
absolument rien. Dans la forme pseudo-lobaire, on trouve
à la percussion de la matité ou tout simplement de la submatité, mais ces signes ont toujours beaucoup plus de
fixité que dans la forme disséminée.

L'auscultation est le grand moyen d'investigation et de

diagnostic, celui qui ne manque jamais, une fois la maladie complètement établie « L'oreille, dit Roger, surprend la complication à sa naissance, suit le changement que va subir le poumon altéré et constate les circonscriptions des lésions anatomiques ou leur généralisation fatale. » Au début ce sont les ronchus humides du catarrhe bronchique qui accompagne la coqueluche, puis apparaît toute la gamme des bruits qu'on peut entendre à l'auscultation. « Ce sont, dit le Dr Léna, toutes sortes de bruits, depuis les râles sibilants et ronflants jusqu'aux râles crépitants, en passant par les râles vibrants, bullaires gros, moyens, petits, secs et humides, les bruits gargouillants et caverneux. Quelquefois la plupart de ces bruits anormaux éclatent chez le même individu, réalisant ce que Récamier nomme le bruit de tempête. » Le souffle existe souvent, tantôt léger, doux comme le souffle pleurétique, ou dur et tubaire comme le souffle de la pneumonie, il est très mobile, passant du sommet à la base, d'avant en arrière, d'un côté à l'autre, car la broncho-pneumonie est une affection bilatérale, ce qui d'ailleurs n'exclut pas les prédominances plus ou moins marquées pour l'un ou l'autre côté. L'auscultation de la toux amène un redoublement de tous les bruits entendus et fait naître souvent le bruit de tempête. Quant à l'explication de tous ces signes stéthoscopiques, elle est très commode : la bronchite nous donne ses râles particuliers, ronchus, gros sous-crépitants ; la congestion donne les sous-crépitants, et enfin l'hépatisation, plus ou moins étendue, plus ou moins avancée donne crépitants, sous-crépitants et souffles.

D) *Symptômes généraux*. — Les phénomènes généraux sont tantôt en rapport d'intensité avec les signes physiques, tantôt en complète discordance. Pour le pronostic on doit se baser sur ce rapport, en tenant surtout compte de l'état général.

Si *l'état général* est mauvais, n'y eût-il aucun râle, il ne faut pas conclure à l'absence de broncho-pneumonie mais à l'existence de lésions profondes qui ne sont pas parvenues encore à la surface. Dans le cas contraire, état général bon, signes physiques très nombreux et marqués, il faudrait, suivant Cadet de Gassicourt, que les lésions soient superficielles.

Ordinairement et dans les cas moyens l'état général reste assez bon, dans les intervalles de ses quintes normales ou frustes l'enfant a un calme relatif, il peut jouer sur son lit, répondre aux questions qu'on lui pose s'il est à un âge à pouvoir le faire; il dort même et, si ce n'était la dyspnée, on le croirait atteint d'un simple rhume. Dans d'autres cas, au contraire, la prostration est beaucoup plus marquée. L'enfant reste allongé, se cyanose par moments et arrive même à perdre la respiration.

La température, plus ici que dans les autres maladies fébriles, est à noter soigneusement. En examinant la courbe, on constate qu'elle n'est pas régulière comme celle d'une pneumonie, d'une fièvre typhoïde, mais qu'au contraire elle présente des rémissions, des exacerbations sans aucun ordre apparent. L'ascension primitive n'est pas brusque, elle se fait en plusieurs temps avec des rémissions trompeuses. Lorsque la fièvre est établie, on note souvent le type inverse, c'est-à-dire une température plus élevée le matin que le soir. « On voit même, dit M. le professeur Baumel, dans son *Précis des maladies des enfants*, l'apyrexie survenir par intervalles, bientôt suivie d'une recrudescence nouvelle aussi forte, sinon plus forte que les précédentes. C'est ce qui a fait dire si justement par quelques auteurs et par nous-même, que la broncho-

pneumonie ressemble ainsi à un incendie mal éteint. »
La température oscille ainsi entre 37° et 40° irrégulière-
ment, par poussées successives, comme les lésions, d'ailleurs, qui la produisent. Cependant la fièvre peut manquer chez les enfants cachectiques et hérédo-syphilitiques.
A la fièvre sont liés certains troubles nerveux, qui sont
soit des manifestations ataxo-adynamiques plus ou moins
accusées, des convulsions. Ces dernières peuvent se produire après chaque quinte de plus en plus fortes et vio-
lentes pouvant même amener la mort.

L'appareil circulatoire doit de même attirer notre attention. Le pouls est fréquent, petit, régulier, il ne compte
pas 80 pulsations en moyenne comme à l'état normal,
mais 100, 120, 140, 180, même 200 pulsations par minute.
Par suite de la stase sanguine se produisant dans les
poumons atteints, la pression du sang s'exagère et le
ventricule droit se laisse distendre, d'où résulte de l'insuffisance tricuspide. Elle serait d'après Potain d'un bon
augure à cause de la diminution de pression qu'elle entraî-
nerait.

Mais, si on a pu constater à sa suite quelque amélioration, n'ouvre-t-elle pas la porte à l'asystolie ? Et non seulement l'asystolie mais encore la mort subite observée
parfois dans la coqueluche et la broncho-pneumonie,
mort subite causée par le cœur (Thèse de Paravicini).

Nous avons signalé l'état du tube digestif, l'état saburral
de la langue, diarrhée, vomissements.) Il faut noter aussi
quelquefois l'adénopathie trachéo-bronchique.

E) *Evolution.* — Nous avons plusieurs fois déjà carac-
térisé la marche typique de la broncho-pneumonie, irrégulière, avec des phases d'amélioration ou, au contraire,
de recrudescence, avec des hauts et des bas, un état géné-

ral plus ou moins bon. La complication pulmonaire de la coqueluche suit parfois une marche très rapide, emportant les malades en quatre ou cinq jours, mais ordinairement elle dépasse quinze jours ou trois semaines ; l'enfant peut trainer encore davantage à cause de la résolution tardive. Comment va se terminer la broncho-pneumonie ? Ce sera par la guérison, la mort, ou encore le passage à la chronicité.

Si la guérison doit survenir, on voit les différents symptômes s'amender peu à peu, la fièvre tombe pour ne plus reparaître, le pouls se ralentit, la dyspnée devient moins prononcée, l'enfant peut dormir, se lever sur son lit, redevient plus gai et peu à peu, après une convalescence plus ou moins longue, il est définitivement guéri.

Si au contraire, la complication de la coqueluche doit se terminer par la mort, on voit qu'elle traine de plus en plus, que l'enfant ne se remet pas et le plus souvent le cœur faiblit, alors se montre une prostration plus marquée et l'asphyxie ; dans d'autres cas c'est l'asystolie, dans d'autres, beaucoup plus rares, les convulsions mortelles.

Dans d'autres cas enfin, l'état chronique succède à la maladie aiguë ; ce sont les enfants qui ne se remettent pas facilement, dont la convalescence est interminable et qui soit finissent par guérir en conservant des signes de sclérose pulmonaire ou qui, au contraire, finissent par succomber à la cachexie envahissante. Submatité en arrière et aux bases, râles fins et ronchus et souffles persistants, tels sont les signes que l'on peut constater. « Alors, dit M. le Dr Zenoff, l'enfant amaigri, constamment dans le lit, somnolent, est réveillé par des quintes courtes, étouffées, sans reprise ni vomissement, et qui parfois se terminent par l'expulsion du muco-pus. La dyspsnée est toujours intense : le faciès est celui d'un petit vieillard, il y a des sueurs profuses ; les chairs sont flasques, la diarrhée augmente, l'enfant maigrit et finit par mourir dans l'adynamie.

Tel est le tableau clinique de la broncho-pneumonie compliquant la coqueluche. Il est schématique car nulle description ne peut donner la diversité d'aspects que présentent au point de vue symptômes les différents malades. En effet, suivant le plus ou moins de dissémination des lésions, on a la forme spléno-pneumonique avec ses râles disséminés, ou la forme pseudo-lobaire avec son souffle ou ses râles circonscrits ; suivant l'intensité des lésions on a un état général grave ou, au contraire, se maintenant relativement bon pendant une bonne partie de la durée de l'affection ; suivant l'âge, l'état de santé antérieur, le plus ou moins de force des malades, on peut avoir diverses formes aussi difficiles à décrire. Signalons enfin la forme de bronchite capillaire, de catarrhe suffocant que peut parfois prendre la broncho-pneumonie, très grave alors, emportant le malade dans l'axphyxie. Signalons aussi la fréquence de la tuberculose qui envahit sans peine le poumon atteint de la broncho-pneumonie chronique.

3

CHAPITRE IV

DIAGNOSTIC ET PRONOSTIC

Au cours de l'évolution de la coqueluche, comment reconnaîtrons-nous que la broncho-pneumonie s'établit ; comment reconnaîtrons-nous, d'autre part, que nous sommes en présence de la broncho-pneumonie et non d'une autre affection la simulant ; enfin quel sera notre pronostic en présence de la complication ; telles sont les questions que nous essayerons de résoudre dans ce chapitre.

A) *Diagnostic positif.* — On doit soupçonner la broncho-pneumonie chez un enfant qui a la coqueluche lorsque la température dépasse 38° ; la toux ainsi changeant de caractère nous met sur la voie. Enfin, à l'auscultation, la perception de râles plus ou moins nombreux lèvera tous les doutes. Mais ici nous sommes en présence de tous les signes, du tableau complet et la difficulté n'existe pour ainsi dire pas. Mais de même qu'il y a des coqueluches anormales à quintes frustes, à températures élevées, à état général grave (voir L. Baumel, la coqueluche anormale du nourrisson, *Montpellier Médical*, 1895), il y a des broncho-pneumonies anormales sans aucun signe

stéthoscopique ou sans fièvre. Ici la difficulté est plus
grande, c'est soit l'auscultation seule ou l'examen atten-
tif de la courbe, suivant les cas, qui feront le diagnostic.
Enfin, comme disait Trousseau, il y a un dernier signe,
c'est la disparition ou la modification des quintes. Lorsque
l'on voit les quintes disparaître ou se modifier au cours
de l'évolution de la coqueluche en un moment où elles
doivent persister encore, il faut se méfier et penser à la
complication se rappelant le vieil adage (*spasmos febris
accedens solvit*.

B) *Diagnostic différentiel.* - De quelles maladies ayant
quelque analogie clinique avec la broncho-pneumonie
allons nous la distinguer ?

1° *Des accidents fébriles de la dentition.* — Chez les
enfants le grand acte physiologique de la dentition a une
influence considérable qui se manifeste sur tous les appa-
reils et qui peut retentir sur l'organisme tout entier. En
plus d'accidents multiples et généraux sur lesquels
nous ne pouvons insister, on observe aussi de la fièvre.
(La fièvre, dit M. le professeur Baumel, dans son *Précis
sur les maladies des enfants*, s'allume assez facilement.
Elle est expliquée soit par une excitation nerveuse des
centres thermiques, soit par l'infection locale d'abord, puis
générale, qui résulte du traumatisme gingival. La fièvre
de dentition présente des types variés, ce sont la fièvre
forte et éphémère, que nous avons dénommée en para-
tonnerre à cause de la disposition présentée par la courbe
thermique, la fièvre intermittente irrégulière, enfin la
fièvre continue». Dans ces cas c'est l'auscultation, la durée
plus longue de la maladie, l'examen de la bouche de l'enfant, qui tranchent le diagnostic.

2 *De la pneumonie*. — Ici nous n'aurons aucune difficulté, car la pneumonie, avec son ascension brusque,
avec son point de côté, avec sa marche cyclique ne ressemble guère à la broncho-pneumonie essentiellement
irrégulière dans sa marche. D'ailleurs, à cause de la disposition du lobule pulmonaire entouré de tissu conjonc-
tif, cette dernière est beaucoup plus fréquente chez l'enfant que la pneumonie.

3° *De la tuberculose*. — La tuberculose est, on le sait
(voyez la thèse du docteur Zenoff : *Complication de la
Coqueluche et en particulier de la Broncho-pneumonie et
de la Tuberculose*), une complication de la coqueluche
assez fréquente. Chez les enfants qui peuvent cracher, le
diagnostic est vite fait par l'examen bactériologique ;
chez les autres, le problème est beaucoup plus délicat,
surtout lorsque l'on est en présence de la broncho-pneumonie chronique. Il faut se baser sur la localisation des
lésions, sur l'état général, sur l'élévation vespérale de la
température : la *granulie* se fera reconnaître par les
antécédents et la présence d'autres lésions bacillaires.

4° *De la bronchite et autres affections pulmonaires*. —
La grande étendue occupée par les râles sous-crépitants
indiqueront la bronchite capillaire ainsi que l'asphyxie
rapide. *Les simples bronchites* se distinguent par leur
moindre durée, de même la congestion pulmonaire.

C) *Pronostic*. — La broncho-pneumonie, suite de la
coqueluche, a un pronostic excessivement sévère, puisque la mortalité ne serait pas inférieure à 50 p. 100.
Ziemssen a vu dans la broncho-pneumonie 12 décès sur
24 cas. Roger, sur 431 cas de coqueluche observés en

8 ans à l'Hôpital des Enfants malades, a constaté 68 cas de broncho-pneumonie dont 51 furent mortels!

Parmi les circonstances aggravant le pronostic, citons le jeune âge (presque tous les enfants de moins de 2 ans succombent), la misère physiologique, le mauvais état du cœur, qui peut entraîner la mort subite. Nous ajouterons aussi l'évolution dentaire, en raison de la fièvre, des infections diverses et des accidents nerveux qu'elle détermine parfois. Au contraire, la disparition progressive de la dyspnée, la chute de la température, le ralentissement du pouls sont d'un bon augure.

CHAPITRE V

PROPHYLAXIE ET TRAITEMENT

Nous connaissons la complication la plus redoutable de la coqueluche, nous savons la distinguer, il ne nous reste plus qu'à apprendre à la traiter ; mais auparavant ne serait-il pas mieux, dans la mesure du possible, de savoir la prévenir ? Aussi, avant d'aborder le traitement curatif, étudierons-nous la Prophylaxie.

I. PROPHYLAXIE. — Par quel moyen, en présence d'un coquelucheux, essayerons-nous de prévenir les complications et en particulier la terrible broncho-pneumonie. Nous avons vu, dans le chapitre d'Etiologie, que les conditions les plus défavorables étaient l'encombrement des malades et le milieu hospitalier. Comme le dit fort bien le Dr Jean-Baptiste Barré dans sa thèse « Etude sur l'hygiène de la coqueluche », soutenue à Paris en 1899, la coqueluche est une affection qui, à moins de grandes complications, ne doit pas être hospitalisée. Nous ajouterons que dans la pratique on ne peut souvent pas obéir à ce précepte et pour des causes diverses, parmi lesquelles la misère des parents, et l'on est obligé d'hospitaliser certains enfants. On doit alors pratiquer l'antisepsie la plus complète et isoler tout aussitôt l'enfant qui présenterait des signes suspects.

Dans le chapitre de l'Etiologie, nous avions vu également l'influence capitale du froid ou plutôt du refroidissement sur l'apparition de la complication pulmonaire de la coqueluche. C'est ce froid ou ce refroidissement qu'il faudra éviter, et, sans tomber dans l'exagération de certains médecins qui, comme Archambault et Musser, voulaient que les coquelucheux gardent la chambre et même le lit, nous ne tomberons pas dans l'exagération contraire et nous ne permettrons pas, comme le font certains, aux enfants de guérir leur coqueluche au dehors par des hivers les plus rigoureux. Et non seulement certains médecins le permettent, mais encore l'ordonnent, témoin le fait observé par M. le professeur Baumel et que nous avons déjà rapporté. Ainsi donc, nous ne permettrons les sorties que dans les coqueluches de moyenne intensité et pendant les belles heures de la journée, les évitant les jours de mauvais temps et après le coucher du soleil. Pour ces sorties nous éviterons d'habiller trop chaudement, ainsi que l'on a presque toujours tendance à le faire, le petit malade, de peur qu'il sue et arrive à se refroidir.

Un précepte hygiénique mal appliqué fait dans la coqueluche beaucoup de victimes, c'est le changement d'air. Comme nous l'avons déjà dit, M. le professeur Baumel a, depuis longtemps déjà, fixé les deux conditions suivantes, nous allions dire les deux lois. Pour que le changement d'air soit utile et ne produise aucun mauvais effet, il faut : 1° que la coqueluche soit à son déclin ; 2° que le pays dans lequel l'enfant est transporté possède un climat plus tempéré et plus doux que celui qu'il vient de quitter.

Nous ne devons pas oublier de citer en bonne place l'antisepsie de la bouche et du rhino-pharynx ; car, sans qu'il soit connu, l'agent pathogène y végète sûrement. Et d'ailleurs, ces microbes vulgaires, staphylocoque, streptocoque, pneumocoque qui y sont très nombreux, ne peuvent-ils pas, grâce à l'état de moindre résistance créé par la maladie, envahir peu à peu l'arbre trachéo-bronchique et produire la broncho-pneumonie ?

Les gargarismes avec une solution faible d'acide borique sont d'un bon usage, mais malheureusement ils ne peuvent pas être appliqués en tous les cas. On peut alors nettoyer la bouche avec un simple tampon de coton monté sur une pince et imprégné de solution antiseptique. Citons encore les inhalations d'ozone et d'oxygène. Enfin, la pratique courante, qui consiste en pulvérisations phéniquées à 25 p. 1000, employée systématiquement dans le service de M. Baumel, et sur laquelle nous reviendrons, concourt au même but.

II. TRAITEMENT. — Les indications de la broncho-pneumonie sont multiples ; ainsi que nous l'a montré M. le professeur Rauzier dans ses leçons cliniques, elles se groupent sous neuf chefs principaux :

1° Maintenir le malade à l'abri du froid, favoriser les fonctions de la peau et des émonctoires ;

2° Décongestionner le poumon ;

3° Faciliter l'expectoration ;

4° Hâter la résolution ;

5° Combattre l'infection générale ;

6° Soutenir les forces et le cœur ;

7° Traiter les complications et les symptômes ;

8° Soins de la convalescence ;

9° Soustraire les coquelucheux à la contagion.

Après avoir essayé de répondre à ces multiples indications, nous exposerons dans ses grandes lignes un mode de traitement que M. le professeur Baumel a essayé dans son service : les pulvérisations phéniquées à 25 p. 1000, et nous consignerons les résultats obtenus.

1° *Maintenir le malade à l'abri du froid, favoriser les fonctions de la peau et des émonctoires.* — Le malade sera placé dans une chambre dans laquelle l'air sera renouvelé, bien exposée au soleil. Cette chambre pourrait communiquer avec une autre dont les croisées seraient ouvertes. De plus, il doit y régner une température constante de 18°, c'est-à-dire que suivant la saison on y fera du feu, qui a de plus l'avantage de provoquer par le tirage un renouvellement de l'air.

Toutes les boissons seront données à la température de la chambre, ce seront des tisanes diurétiques ou du café coupé d'eau. On assurera la liberté du ventre par des lavements d'eau glycérinée, ou mieux encore par des suppositoires à la glycérine solidifiée.

2° *Décongestionner les poumons.* — La saignée générale n'est pas employée chez l'enfant, d'ailleurs on ne l'emploie plus que dans certains cas bien spécifiés chez l'adulte ; il ne peut donc pas en être question ici. De même le tartre stibié ne sera employé qu'à faibles doses et dans certains cas encore, lorsqu'il s'agit d'adultes vigoureux ; quant à l'ipéca qui est très employé, même trop chez l'enfant, nous en parlerons tout à l'heure.

Pour répondre à cette indication nous avons à notre disposition tous les moyens de révulsion, et de tous ces

moyens, le plus utile est assurément le cataplasme sinapisé. Bien peu de personnes savent préparer ce cataplasme sinapisé, nous avons pu nous en rendre compte
aisément aux consultations gratuites d'enfants à l'Hôpital
général, où nous avons entendu M. le docteur Bousquet,
chef de clinique, être obligé chaque fois qu'il prescrivait
ce traitement d'indiquer la manière de procéder. Et c'est
ainsi que le médecin doit agir et ne pas se contenter de
prescrire à la légère un cataplasme sinapisé ; le cataplasme mal préparé appliqué froid aurait plus d'inconvé-
nients que d'avantages. Prenant donc et mettant à part 3
parties de farine de lin et une partie de farine de moutarde, on délaye dans l'eau chaude la farine de lin, on
l'étend sur une gaze double dès qu'elle forme une pâte
épaisse, on attend que le contact de l'air ait tiédi cette
pâte et on la saupoudre alors avec la farine de moutarde,
on n'a plus qu'à recouvrir d'une gaze et à appliquer sur
la région indiquée, on laisse à peine dix minutes ou un
quart d'heure, après quoi on l'enlève en prenant la pré-
caution de ne pas laisser refroidir l'enfant. La farine de
moutarde mise en présence d'eau chaude laisserait éva-
porer son essence, principe actif de la rubéfaction.

3° *Faciliter l'expectoration.* — Nous sommes en présence ici de la plus importante indication, mais c'est chez
les enfants la plus difficile à remplir, du moins chez les
tout jeunes enfants qui ne crachent pas ; chez les autres,
nous emploierions l'infusion d'ipéca, le kermès à la dose
de 0,15 centigrammes dans un looch blanc, ou mieux encore l'oxyde blanc d'antimoine, et nous formulons :

Oxyde blanc d'antimoine . . . . 1 gr.
Infusion d'hysope . . . . 60 gr.
Sirop de Tolu . . . . 20 gr.
Sirop de codéine . . . . 10 gr.
(Une cuillerée à café toutes les heures. Comby.)

Mais nous n'oublierons pas que les antimoniaux, comme l'ipéca, d'ailleurs, dépriment le malade et affaiblissent le cœur ; aussi, comme le fait M. Baumel, nous donnerons en même temps un des toni-cardiaques que nous verrons tout à l'heure.

Mais quelle conduite tiendrons-nous vis-à-vis des enfants jeunes qui ne peuvent cracher ? Nous touchons ici à une question très controversée. Certains donnent l'ipéca à titre de vomitif traduisant en même temps la décongestion du poumon et désobstruant les bronches, et formulent ainsi.

Poudre d'Ipéca . . . . 0,30 centig.
Sirop d'Ipéca . . . . 30 gram.
(à prendre par cuillérées en 3 fois) :

D'autres, au contraire, bannissent absolument l'ipéca comme déprimant trop les forces du malade et affaiblissant son cœur, et exposant aux morts subites. Cependant il semble bien qu'au début de la maladie et lorsqu'il n'y a aucune contre-indication du côté de l'état général et du côté du cœur on peut faire vomir l'enfant une fois, tout en donnant des toni-cardiaques. En outre du rôle que nous lui connaissons, l'ipéca vide l'estomac et améliore l'embarras gastrique concomitant.

4° *Hâter la résolution*. — Souvent il arrive que les phénomènes généraux ont depuis longtemps disparu et pourtant les signes stéthoscopiques sont les mêmes ; la

résolution traînaille, c'est alors le bon moment de mettre
de petits vésicatoires volants que l'on laissera en place
2 ou 3 heures seulement. On ordonnera donc :

« Emplâtre vésicant aux cantharides de 5/5 fortement
camphré et recouvert d'un papier de soie huilé. »

Grâce à ces deux dernières précautions, on prévient dans
la mesure du possible les accidents vésicaux et ensuite
le contact direct. Et même dans le cours de la broncho-
pneumonie, la résolution est hâtée par l'application du
vésicatoire, que cependant nous n'ordonnerons qu'après
avoir usé du cataplasme sinapisé, qui semble mieux
approprié aux lésions superficielles et étendues de la
broncho-pneumonie.

5° *Combattre l'infection générale*. — C'est une indication à remplir dans les broncho-pneumonies infectieuses surtout. On donnera la quinine sous la forme de
sulfate de quinine (0,30 à 0,50 centigram.). Nous avons
vu l'euquinine donnée par M. Baumel produire de bons
résultats à la dose de 0,30 centigrammes par jour. La quinine, quelle que soit la préparation, est désinfectante, antiseptique, antithermique. Un excellent moyen dans toutes
les infections est l'hydrothérapie qui agit sur la fièvre et sur
la congestion du poumon ; la dyspnée diminue, le délire
disparaît, il se fait une abondante diurèse. Ces bains sont
chauds à 38°, tièdes, 35, 36 ; mentionnons aussi les bains
sinapisés révulsifs et stimulants. Ces moyens que l'on
dit excellents sont pourtant d'ardents adversaires dans le
monde médical ; bien plus, il sera parfois impossible de
les faire accepter dans les familles. Nous conseillons
pourtant d'y recourir dans les cas graves avec prostration, et lorsqu'on a employé les autres moyens, on donnera alors un bain sinapisé : 200 gram. de farine de

moutarde délayée dans 250 gram. d'eau froide et versées dans l'eau d'une baignoire d'enfant.

Nous ne parlerons que pour mémoire des enveloppements froids du thorax, nous avons vu pourtant un cas de guérison chez un malade dont l'état était désespéré. C'est un moyen qui sera aussi difficilement accepté en clientèle.

Citons aussi les frictions à la pommade contenant 1 gr. de collargol par 10 gr. de vaseline, que l'on peut faire en deux fois chaque jour ; elles sont très utiles lorsque c'est l'infection générale qui domine, mais moins énergiques et aussi plus commodes que les injections intraveineuses de collargol à la dose de 0 gr. 01 à 0 gr. 03 centigram. par jour.

6° *Soutenir les forces et le cœur.* — Le malade se trouvera bien d'un peu d'alcool et nous pouvons très bien employer la formule dont se sert M. Baumel :

> Rhum vieux............ 5 à 15 gram.
> Sirop de digitale....... ⎰
> Sirop de polygola. ... ⎱ ââ 30 gram.
> Extrait mou de quinquina. 1 gram.
> Eau................. 100 »

(Par cuillerée à bouche toutes les deux heures).

L'acétate d'ammoniaque à la dose de 1 à 3 gram. par jour a aussi de beaux effets. Dans ce même but, M. le professeur Baumel donne constamment :

> Benzoate de soude... 0,80 à 2 gram.
> Looch blanc............ 120 »

Pour le cœur spécialement, M. Baumel emploie toujours la teinture de digitale à la dose de 1 goutte par année d'âge, et cela trois jours durant. On se repose ensuite un temps égal et on reprend. La caféine à la dose de 5 centigr. à 1 gram., la spartéine 0,02 à 0,10 centigr. peuvent bien être employés.

7° *Traiter les complications et les symptômes.* — Les complications seront traitées suivant les organes et les fonctions qu'elles atteignent et il n'y a ici aucune règle générale.

La *douleur* sera calmée par les ventouses, les sangsues ; la *dyspnée* le sera par ces mêmes ventouses sèches ou scarifiées et les cataplasmes sinapisés, et enfin la *fièvre* sera, si elle est excessive, traitée par la quinine, l'euquinine, l'antipyrine et le pyramidon. Le muguet, s'il y en a, sera traité par la potion suivante :

Eau de chaux.......... } dd 60 gram.
Eau de laitue..........
Teinture de musc....... IV gouttes.
Sirop simple........... 30 gram.

8° *Soins de la convalescence.* — Après une atteinte si grave on comprend aisément que la convalescence sera longue. On prendra surtout garde aux refroidissements ; on ne permettra les sorties que dans le milieu du jour, le malade devra donc rentrer dès que le soir s'approchera. Le changement d'air est indiqué avec les réserves que nous avons déjà formulées. Au début, nourriture très légère commençant après deux jours d'apyrexie complète et nous donnerons d'abord un potage le matin, puis potage matin et soir ; nous suivrons la même progression pour l'œuf et la côtelette. Ainsi l'alimentation s'établira peu à peu et, quoique substantielle, la nourriture devra être toujours légère et bien supportée.

9° *Soustraire les coquelucheux à la contagion.* — C'est une indication dont nous avons parlé souvent ; il est avéré que dans une salle de coquelucheux les enfants qui seront atteints de broncho-pneumonie seront, au moindre soupçon, mis dans une salle à part ; que leur literie, les objets et jouets qui leur servaient, seront désinfectés ou détruits. C'est ainsi qu'on circonscrira la complication, qui ferait, sans cela, de grands ravages parmi ces petits malades.

III. PRATIQUE DES PULVÉRISATIONS PHÉNIQUÉES A 25 POUR 1.000. — Vers le début de l'année, M. le professeur Baumel eut l'idée d'appliquer à la broncho-pneumonie compliquant la coqueluche les pulvérisations phéniquées à 25 pour 1.000, traitement qu'il employait déjà contre la coqueluche. Après avoir brièvement parlé de cette pratique dans la coqueluche, nous indiquerons le mode d'action qu'elle peut avoir dans la broncho-pneumonie, et enfin les résultats obtenus ; et, pour ce faire, nous donnerons les observations, malheureusement peu nombreuses, que nous avons eu l'occasion de recueillir.

1° *Les pulvérisations dans la coqueluche.* — Voici comment s'exprime M. le professeur Baumel dans sa communication au Congrès de Nantes, section de Pédiatrie (septembre 1902) sur la guérison de la coqueluche par les pulvérisations phéniquées à 25 p. 1000 : « En 1897, un de mes élèves M. le docteur N. Guglielmi soutenait devant la Faculté de Montpellier sa thèse inaugurale sur ce sujet. C'est dans le service de son frère, le docteur J. Guglielmi, chirurgien de l'hôpital civil d'Oran (où à l'aide de l'appareil grand modèle de M. Lucas-Championnière, on pulvérisait une solution phéniquée à ce titre dans les salles d'opérés), que le hasard vient placer (à côté d'un amputé de cuisse, à courte distance duquel fonctionnait le pulvérisateur pendant les premières journées après l'opération) un enfant de 7 ans, blessé, atteint de coqueluche à la deuxième période et qui ne tarda pas à être débarrassé de celle-ci grâce à ce voisinage. » (Baumel.)

Et plus loin : « Toujours ces pulvérisations ont fait avorter ou singulièrement atténué la maladie qui n'a jamais duré plus de 20 à 25 jours. » (Baumel.) Ceci résume la thèse très intéressante et très documentée du docteur Guglielmi où il publie neuf observations personnelles dans lesquelles totalisant le nombre de quintes pour chaque journée, on voit la progression diminuer peu à peu et les quintes disparaître en peu de temps; les vomissements étaient aussi arrêtés. « Ces observations, conclut M. Baumel dans la communication précitée, prises dans mon service et pour ainsi dire sous mes yeux, ont trait à des enfants de 3 mois, 4 mois et même 2 mois et demi, chez lesquels la durée des quintes, le traitement une fois institué, n'a été que de 9 jours, 3 jours et même 24 heures dans des cas de coqueluche récente. » (Baumel.)

2° *Mode d'emploi et mode d'action dans la broncho-pneumonie compliquant la coqueluche.* — On se sert du pulvérisateur de Lucas-Championnière, construit par Colin ; nous ne le décrirons pas, le docteur Guglielmi l'a décrit dans sa thèse ; d'ailleurs il est d'un usage courant et connu. Il permet de pulvériser finement la solution phéniquée chaude. Nous nous sommes servi de la solution phéniquée à 25 pour 1.000, on pulvérisait à environ un mètre de distance de l'enfant couché dans son lit, dont un bandeau recouvrait les yeux ; ces pulvérisations étaient faites deux fois par jour, matin et soir; on pulvérise 60 à 80 grammes de solution chaque fois, ce qui fait environ 6 grammes d'acide phénique.

Comment agit ici l'acide phénique?

Cet acide est un antithermique, et cette action est indéniable, il abaisse la température dans les fièvres continues; c'est ensuite un anesthésique puissant, puisque les plaies traitées par lui sont bien moins douloureuses. Si ces propriétés en font déjà un remède précieux et fort utile dans la broncho-pneumonie, il paraît ici agir autant comme antiseptique. Cette question est très controversée; autrefois, avec Lister et Miquel, on pensait que l'acide phénique était le roi des antiseptiques, on lui a ensuite nié cette propriété; on en revient aujourd'hui. Quoi qu'il en soit, les enfants respirent un air chargé de vapeurs calmantes, dont l'effet antiseptique est fort probable. D'ailleurs après la théorie vient l'étude des faits.

3° *Résultats, observations.* — Nous n'avons pu malheureusement en recueillir beaucoup depuis 4 mois environ que nous pensons à la question. Voici les observations recueillies dans le service de M. Baumel; nous verrons quelles conclusions nous pouvons en tirer.

OBSERVATION PREMIÈRE

(Inédite)

Prise dans le service de M. le professeur Baumel, salle des contagieux, et due à l'obligeance de M. le docteur Bousquet, chef de clinique.

S. J..., âgé de 13 mois, entré à l'Hôpital le 12 avril 1907, salle des isolés.

Antécédents héréditaires. — Père en bonne santé, mère a été soignée récemment à l'hôpital pour prolapsus utérin.

Antécédents personnels. — Nourri au sein 18 jours, puis la mère se place comme nourrice et l'enfant est élevé au biberon à la montagne. Il a toujours été maigre et chétif.

Maladie actuelle (12 avril 1907). — L'enfant tousse depuis 15 jours environ; depuis 8 jours la toux a pris le caractère de la coqueluche, il a environ une vingtaine de quintes par 24 heures; elles sont surtout fréquentes la nuit. Il vomit souvent après la quinte.

Examen. — A l'auscultation, quelques râles de bronchite et ronchus disséminés.

Traitement. — Sirop de Tolu........ 40 grammes.
　　　　　　　Extrait de Belladone.. 0,02.

16 avril 1907. — La température de l'enfant est montée à 37°8, il est agité. Insomnie, la toux est plus grasse, les quintes moins franche.

Traitement. — 1° Benzoate de soude . . . 1 gram.

             Looch blanc . . . . . 120 —

    2° Pulvérisations phéniquées à 25 p. 1000, 2 fois par jour.

18 avril. — La toux est plus grasse, les quintes moins fréquentes.

A l'auscultation. — Obscurité respiratoire surtout du côté gauche, avec quelques râles sous crépitants des deux côtés.

20 avril. — Les râles augmentent et sont très nombreux des deux côtés. On continue les pulvérisations phéniquées. Température 37°5.

30 avril. — Les râles diminuent, la fièvre est tombée, peu de quintes. L'enfant s'alimente bien.

5 mai. — L'enfant est guéri.

OBSERVATION II

(Personnelle)

Malade vu avec M. le Professeur Baumel

M. S..., âgée de 2 ans et demi.

Antécédents héréditaires. — Père en bonne santé, mère morte bacillaire.

Antécédents personnels. — Enfant nourrie au sein, bonne santé habituelle, a eu la rougeole au mois de décembre 1906.

Le 27 février 1907, elle commence à tousser, mais elle n'a des quintes bien caractérisées que vers le 30 mars. Elle en a 10 pendant les 24 heures.

13 avril 1907. — L'enfant, qui habite l'Aveyron, a été portée chez des parents à Montpellier, on la présente à M. le professeur Baumel, dans son cabinet. Celui-ci constate une température de 39°, de plus des râles sous-crépitants disséminés en arrière dans les deux poumons. Il défend un nouveau voyage et ordonne de coucher immédiatement l'enfant.

15 avril 1907. — L'enfant est plus calme, la température est de 39° matin et 38° le soir. Les râles sont toujours très nombreux. Il est donné :

       1° Pulvérisation phéniquée à 25 p. 1000,
         2 fois par jour.
       2° Benzoate de soude..... 2 gram.
         Looch blanc........ 120 »
       3° Un vésicatoire de 5/5 à droite et en arrière.

20 avril 1907. — La température atteint 40° le soir, le sommet droit commence à se dégager. L'état général est excellent, le cœur est bon. M. Baumel ordonne de la teinture de digitale pendant trois jours, III gouttes par jour.

27 avril 1907. — La température est toujours très élevée 39°5 ; M. Baumel ordonne l'euquinine, 0,30 centigr. à prendre en trois fois, à midi, 1 heure et 1 h. 1/2 ; soir, température 38°5. L'euquinine est continuée jusqu'au 30 avril, les pulvérisations phéniquées sont faites trois fois par jour.

29 avril 1907. — Malgré l'euquinine la température monte le soir jusqu'à 40°. L'état général est bon, le cœur également.

A l'*auscultation*, le sommet droit est entièrement dégagé, on constate moins de râles à la base et au sommet gauche, tandis que vers la partie médiane, il y en a davantage et même un peu de souffle, ce qui indique de nouveaux foyers ; là est appliqué un nouveau vésicatoire.

Les quintes ont diminué, on n'en compte plus qu'une dizaine par jour.

3 mai. — L'euquinine, supprimée le 30 avril, le 1er et le 2 mai, est reprise, car la température remonte à 39°7. Nombreux râles, le cœur est moins bon, la digitale est reprise. Les pulvérisations sont continuées.

10 mai. — Nous revoyons la malade, l'état général est moins satisfaisant. La température est montée la veille à 40°, le matin même à 37°9, la courbe présente de grandes oscillations. Des râles nombreux s'entendent en arrière, de plus la plaie laissée par le vésicatoire suppure. Le pouls est très rapide, 120, il y a 45 respirations par minute.

M. Baumel fait continuer l'euquinine, fait laver la plaie avec de la liqueur de Van-Swieten dédoublée. L'examen bactériologique. Les crachats ne décèlent aucun bacille de Koch.

Du 12 au 17 mai. — Les grandes oscillations continuent, l'état général est mauvais. On a parfois le type inverse. Le pouls est à 120, le cœur s'affaiblit.

19 mai. — Le matin 38°8, l'enfant est très faible. Vers 2 heures de l'après-midi le pouls devient incomptable, elle n'ouvre plus les yeux, elle meurt vers 5 heures, par le cœur probablement.

OBSERVATION III

(Inédite)

Prise dans le service de M. le professeur Baumel, salle des garçons, et due à l'obligeance de M. le docteur Bousquet, chef de clinique.

Thomas C..., âgé de 2 ans, entré le 13 mars 1907, salle des garçons, n° 6.

Antécédents héréditaires. — Père et mère en bonne

santé, un frère soigné dans le service pour gastro-entérite il y a 1 an ; un autre frère et une sœur en bonne
santé, un frère mort de gastro-entérite à 1 an.

Antécédents personnels. — Toujours un peu délicat,
a eu plusieurs bronchites depuis sa naissance.

Maladie actuelle. — Depuis 15 jours, l'enfant présente
de la toux sèche, surtout la nuit, l'appétit est un peu
diminué, pas de diarrhée ni de constipation. Il y a 4 à 5
jours ont apparu des quintes fréquentes surtout la nuit et
quelquefois suivies de vomissements. L'enfant rentre à
l'hôpital et est admis au pavillon d'isolement pour coqueluche, mais comme les quintes n'étaient plus caractéris-
tiques et qu'il présentait et avait les signes de broncho-
pneumonie, on le met salle Pourché, n° 6, où il reste.

Examen. — L'enfant est affaissé et présente un peu de
dyspnée, la toux est assez grasse. T. 37°9.

Percussion. — En arrière, submatité vers le sommet
gauche.

Auscultation. — Souffle pneumonique au sommet
gauche, avec quelques râles humides. Vers les bases des
deux côtés, râles humides assez fins avec respiration
rude.

En avant, râles humides un peu partout.

Cœur. — Bruits bien frappés et réguliers. Pouls 110.

Traitement. — Lait, tisane.

    1° Looch blanc........ 120 gr.
       Benzoate de soude.. 2 »
    2° Teinture de digitale.. II gouttes.

18 mars. — L'enfant tousse beaucoup; il a des quintes
qui rappellent celles de la coqueluche.

Température : 38°6 le matin.

19 mars. — L'enfant boit bien et respire mieux. La
toux est fréquente et plus grasse.

La température oscille entre 38 et 39°.

22 mars. — Les quintes continuent à caractère coquelucheïde. L'enfant vomit après la quinte. Il n'a pas dormi cette nuit et la température atteint ce matin 40°.

A l'auscultation : râles nombreux, disséminés, de tout calibre. Ils prédominent au sommet gauche et à la base droite.

On prescrit des pulvérisations phéniquées tièdes avec la solution de 25 pour 1.000.

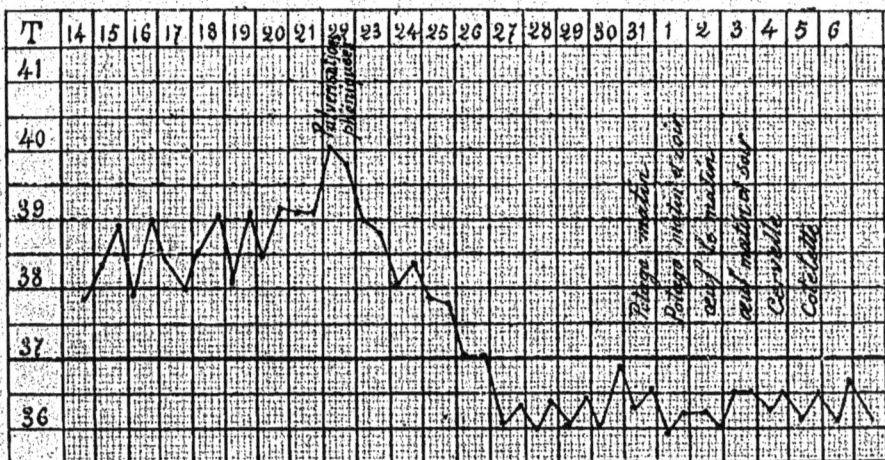

T	14	15	16	17	18	19	20	21	22	23	24	25	26	27	28	29	30	31	1	2	3	4	5	6
41																								
40																								
39																								
38																								
37																								
36																								

25 mars. — Amélioration progressive depuis 3 jours, les quintes paraissent moins fortes et la toux est plus grasse, l'enfant dort bien, la température est descendue.

1er avril. — Toux grasse. On commence à alimenter le malade.

11 avril. — Encore quelques râles muqueux avec rudesse respiratoire vers la partie moyenne du poumon droit et entre les épaules. Il y a probablement un peu

d'adénopathie trachéo-bronchique. On donne du sirop de Raifort iodé, 40 grammes.

30 avril. — L'enfant est sorti bien guéri.

OBSERVATION IV

(Personnelle)

Prise dans le service de M. Baumel, salle des Isolés.

Marie-Louise T..., âgée de 2 ans.

Antécédents héréditaires. — Père et mère en bonne santé

Antécédents personnels. — Alimentation au sein pendant deux mois, puis allaitement artificiel. L'enfant est une rachitique en traitement depuis un an à l'Hôpital Suburbain.

Maladie actuelle. — Le 30 avril 1907, après quelques jours de fatigue, on constate que l'enfant a des quintes. Elle passe à la salle des Isolés.

3 mai. — L'enfant présente une vingtaine de quintes par jour, elle vomit après ses quintes.

7 mai. — Le soir 39°, les quintes diminuent ; dans l'intervalle la toux est grasse.

À l'auscultation, de nombreux râles disséminés en arrière, un peu moins en avant.

On donne le looch blanc et le benzoate de soude, et les pulvérisations phéniquées.

10 mai. — La température est moins forte, 37°8, les râles persistent, l'état général et le cœur sont bons.

18 mai. — Apyrexie complète, les râles persistent cependant.

19 mai. — La température est remontée à 38°. On constate de nouveaux foyers en arrière et à gauche.

24-25 mai. — La température oscille entre 37° et 38°.

26-27 mai. — La température est devenue normale et la résolution est en train de se faire, tout annonce la guérison très prochaine. On commence l'alimentation.

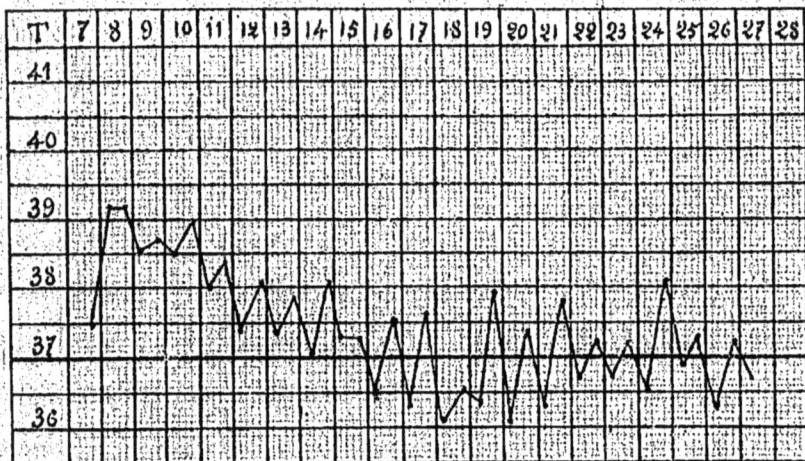

T	7	8	9	10	11	12	13	14	15	16	17	18	19	20	21	22	23	24	25	26	27	28
41																						
40																						
39																						
38																						
37																						
36																						

Ainsi donc voici quatre observations et nous avons pu constater dans trois la guérison complète avec l'emploi des pulvérisations phéniquées ; que l'on remarque en effet l'observation III et la courbe qui l'accompagne, on verra que le mieux date de l'emploi des pulvérisations. Le malade qui fait l'objet de l'observation II était trop gravement atteint et aucun traitement n'aurait sans doute pu le sauver. Nous n'avons pas l'intention de préconiser un traitement exclusif qui les remplace tous, mais nous sommes persuadé que dans la plupart des cas, ce sera un moyen utile dont médecins et malades peuvent tirer le plus grand profit.

CONCLUSIONS

I. — La broncho pneumonie est une complication fréquente et grave de la coqueluche. Elle survient le plus souvent à la période d'état de cette maladie, et outre l'infection qui doit être envisagée comme sa cause déterminante, le froid et l'encombrement peuvent être considérés comme les principales causes prédisposantes.

II. — Les symptômes qui la caractérisent ne diffèrent guère de ceux observés au cours d'une broncho-pneumonie ordinaire ; en effet, les élévations brusques de la température qui décèlent une nouvelle poussée se faisant dans le poumon, la marche irrégulière de la maladie, l'affaiblissement constant et progressif du malade, tels sont les principaux signes qui accompagnent cette complication de la coqueluche.

III. — A côté des moyens thérapeutiques connus de tous les praticiens et que nous avons d'ailleurs exposés, nous pouvons signaler les bons résultats obtenus sous nos yeux par notre maître M. le Professeur Baumel, grâce à l'emploi des pulvérisations phéniquées à 25 p. 1.000.

BIBLIOGRAPHIE

AUSSET. — Adénopathies trachéo-bronchiques tuberculeuses. Mort subite au déclin d'une coqueluche intermittente. Rev. mens. des mal. de l'enf. Paris, 1897.

BARRÉ. — Etude de l'hygiène dans la coqueluche (Paris, 1899).

BAUMEL. — Coqueluche grave chez un enfant d'un an. In. Rev. mens. des mal. de l'enf. (Paris, 1890-91).

— Leçons cliniques sur les maladies des enfants, 1893.

— Tuberculose infantile, 1903.

— Coqueluche anormale des nourrissons (*Montpellier médical*, 1895).

— Guérison de la coqueluche par les pulvérisations phéniquées à 25 p. 1.000 (Congrès de pédiatrie de Nantes, 1901. *Montpellier médical*, 1904).

— Précis des maladies des enfants, 1903.

BELLILE. — Contribution à l'étude de la broncho-pneumonie chez l'enfant (Bordeaux, 1899).

BROUARDEL et GILBERT. — Traité de médecine et de thérapeutique.

CHARCOT. — Traité de médecine.

CHOPPIN (Léon). — Marche de la pneumonie caséeuse chez l'enfant (1890).

COMBY. — Traité des maladies des enfants.

DATS. — Cinq cas de pneumonie tuberculeuse.

DIEULAFOY. — Manuel de pathologie interne (Paris, 1900).

ESCOFFIER. — Contribution à l'étude de la pneumonie et de la broncho-pneumonie chez l'enfant (1900-01), Montpellier.

ESPINE (d') et PICOT. — Manuel pratique des maladies de l'enfance (Paris, 1889).

GASPARINI. — Anomalies, complications et traitement de la coqueluche (1894).

GUGLIENI. — Traitement de la coqueluche par les pulvérisations d'acide phénique à 25 p. 1.000 (Thèse de Montpellier, 1897).

HÉRARD. — Du spasme de la glotte (Thèse de Paris).

JOSIAS. — Pneumothorax du côté gauche consécutif à une broncho-pneumonie tuberculeuse chez un enfant de 5 ans (Rev. mens. des mal. de l'enf. Paris, 1896, XIV, 139).

KUBORN. — Les bains chauds dans la broncho-pneumonie des enfants (Paris, 1896).

LARTIGUE. — Contribution à l'étude clinique et thérapeutique de la broncho-pneumonie aiguë infantile (Bordeaux, 1893).

LENA (Egide). — Broncho-pneumonie de l'enfant (Montpellier 1898).

LYON (Gaston). — Thérapeutique clinique.

PARAVICINI. — La mort subite chez l'enfant (Montpellier, 1900).

RAUZIER. — Leçons de thérapeutique clinique.

RENDUT. — La coqueluche et ses formes cliniques (In. *Gaz. hebd. des scienc. méd.* de Bordeaux, février 1899).

SIMON. — De la broncho-pneumonie survenant au cours de la coqueluche (Thèse de Paris, 1878).

— Formes et causes de la broncho-pneumonie chez l'enfant (*Gaz. des Hôp.* Paris, 1893, XVI, 234).

TROUSSEAU. — Clinique médicale de l'Hôtel-Dieu de Paris (Paris, 9e édit. 1896).

ZENOFF. — Complications de la coqueluche. Broncho-pneumonie et tuberculose en particulier (Thèse de Montpellier, 1903).

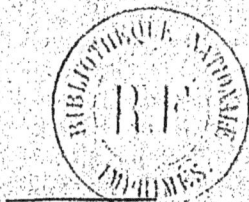

TABLE DES MATIÈRES

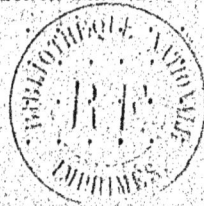

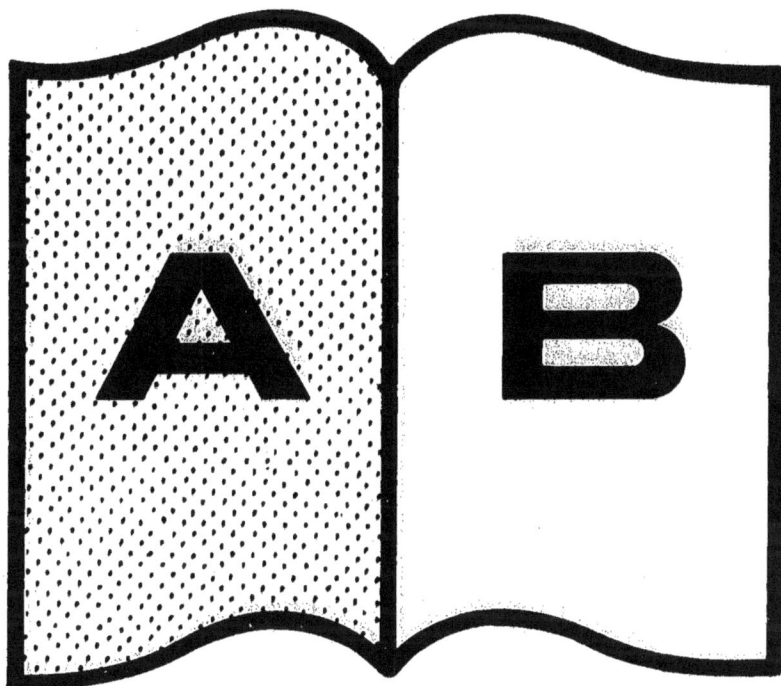

Contraste insuffisant

NF Z 43-120-14

www.ingramcontent.com/pod-product-compliance
Lightning Source LLC
Chambersburg PA
CBHW070830210326
41520CB00011B/2202